AF362754

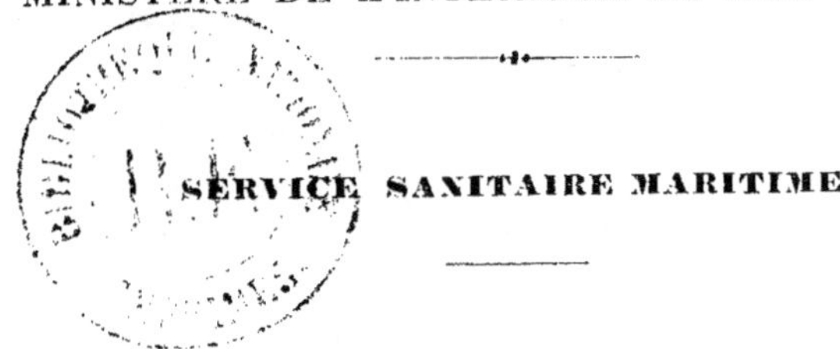

RÉPUBLIQUE FRANÇAISE

MINISTÈRE DE L'INTÉRIEUR ET DES CULTES

SERVICE SANITAIRE MARITIME

ORGANISATION ET FONCTIONNEMENT DU LAZARET DU FRIOUL, PRÈS MARSEILLE : CONDITIONS D'ISOLEMENT DES PASSAGERS DÉBARQUÉS ; INCIDENT DU NAVIRE « OROYA » SOUMIS A L'ISOLEMENT, DU 10 AU 15 JANVIER 1903, POUR SUSPICION DE PESTE.

I. — Lettre adressée par M. le Dr Cazeneuve, député, professeur à la Faculté de médecine de Lyon, du 20 mars 1903.

II. — Rapport présenté par M. Henri Monod, conseiller d'État, directeur de l'assistance et de l'hygiène publiques, sur les résultats de l'enquête personnelle qu'il a faite au lazaret du Frioul en avril 1903.

I

Lettre de M. le Prof^r Cazeneuve

Lyon, le 20 mars 1903.

Monsieur le Président du Conseil,

J'ai l'honneur d'appeler toute votre attention éclairée sur l'organisation matérielle très défectueuse du lazaret du Frioul, à Marseille, aussi bien que sur le fonctionnement du service sanitaire de ce lazaret.

En cas de maladies contagieuses, constatées à bord, les bateaux qui arrivent à Marseille sont assujettis à la mise en observation réglementaire. Les passagers sont alors reçus au lazaret du Frioul, où ils séjournent un temps variable qui est fixé par décision du service de Santé.

En principe, rien de mieux.

Un cas de peste est signalé à bord. Il faut éviter l'introduction du fléau à Marseille. On isole les passagers, pendant quelque temps, soit du bateau qu'on désinfectera, soit du pestiféré. Je ne m'élève nullement contre ces mesures de prophylaxie.

Mais ce que je prétends, et tous les hygiénistes aussi bien que les hommes de bon sens seront avec moi, c'est que le séjour au lieu de quarantaine jouisse, sinon d'un confortable somptueux, du moins d'une appropriation convenable réclamée par l'hygiène elle-même la plus élémentaire.

Or, l'organisation matérielle du Frioul est tellement défectueuse que je ne crains pas de déclarer qu'elle est une véritable honte pour notre France civilisée.

Que constatons-nous en effet ?

Je laisse la parole à mon honorable collègue de la Faculté de médecine de Lyon, le Prof' Teissier, qui, au retour du Congrès médical du Caire, a été obligé, du 10 janvier dernier au 16 du même mois, de séjourner avec toute sa famille dans ce lazaret.

Il avait même le malheur poignant de ramener un fils atteint de la fièvre typhoïde.

« Le Frioul, établissement d'observation où sont retenus les passagers susceptibles de tomber malades, puisqu'ils sont censés être en période d'incubation, n'est nullement agencé pour recevoir des hôtes de ce genre.

« La garde en est confiée à un vieux ménage, chargé d'ouvrir, de temps à autre, les fenêtres et d'aérer les bâtiments. Mais il n'y a aucun personnel. C'est la vieille gardienne qui est censée faire les lits. En réalité, les chambres ne sont jamais faites. J'affirme que, pendant six jours que nous sommes restés au Frioul, nos chambres n'ont pas été faites une seule fois.

« J'ai vu nos co-passagers étrangers porter leurs malles et cirer leurs bottes. Les lits ne sont pas sortables avec des matelas plus courts que les sommiers et des draps grossiers qui ne recouvrent pas le lit. Dans la chambre figure une table juste assez grande pour recevoir une petite cuvette.

« L'éclairage est inconnu. Quant au chauffage, il est impraticable. Par le vent du nord, les cheminées refoulent affreusement : il y a donc impossibilité d'allumer du feu.

« Dans les chambres sans cheminée, ce qui est le cas de notre dortoir à quatre lits, le froid était tel que c'est à peine si nous avons pu obtenir 7° pendant la nuit, même avec deux poêles à pétrole.

« Et les deux dernières nuits de notre séjour, j'ai dû veiller debout mon enfant dans de telles conditions.

« Quant au pauvre malade, son lit était à droite d'une porte fermant sur lui, et chaque fois qu'on l'ouvrait, il était glacé. Grâce à l'obligeance du Docteur Galletti, directeur du lazaret, j'ai pu le défendre un peu du froid, les deux derniers jours, en faisant clouer des bourrelets et en disposant une couverture en paravent entre la porte et le lit.

« Mais chaque coup de mistral remplissait sa chambre de fumée.

« Il est impossible, d'ailleurs, dans des locaux ouverts, de se défendre contre le vent, qui fait battre toutes les portes pendant la nuit et trouble tout repos.

« Au point de vue de l'alimentation, on est livré à la merci du tenancier du restaurant, qui n'a guère que des conserves défraîchies et des eaux minérales vieillies. (Les plus fraîches datent de la quarantaine du *Sénégal!*)

« Il n'y a pas d'eau potable : on n'a que de l'eau de citerne amenée de Marseille le plus souvent. Le restaurateur possède un filtre démodé et suspect. L'administration n'a pas de filtre, offrant toute garantie, pour le service courant. Enfin, il n'y a ni chaise à porteurs, ni brancard pour transporter un passager malade ou blessé.

« On ne peut compter sur aucun serviteur pour rendre quelques services à un passager malade. Cette pénurie de ressources concerne le service des passagers de 1re classe.

« Pour les autres, il n'en faut pas parler, — c'est la misère noire. Quant aux émigrés, ils sont entassés dans des hangars ouverts à tous les vents. Il est absolument inhumain cependant d'abriter ainsi de pauvres gens. L'habitude de la misère n'est pas une excuse pour leur infliger un traitement aussi sommaire.

« Vu de la mer, le Frioul paraît un établissement confortable. Ce sont de belles constructions presque monumentales, avec de beaux volets verts ; mais derrière les murs de façade en superbes pierres, c'est le dénûment le plus lamentable. »

Ne disons pas que ce tableau est poussé au noir, car il ne fait que confirmer ce que nous savions déjà par l'aventure célèbre du bateau le *Sénégal* en 1901, sur lequel se trouvaient M. Raymond Poincaré et dix-sept médecins tous éminents, propres à bien voir et à bien juger.

Ces passagers de marque firent grand tapage, avec juste raison, contre l'organisation matérielle défectueuse de ce lazaret, convaincus que leurs protestations seraient entendues en haut lieu et susciteraient un projet d'amélioration rapidement exécuté.

L'Académie de médecine retentit de leurs doléances. L'intervention de M. le Dr Bucquoy à la tribune de cette compagnie est présente à la mémoire de tous ceux qui se préoccupent de l'hygiène dans notre pays.

L'année dernière, à cette même tribune, intervenait M. le Dr Vallin, l'éminent hygiéniste, qui soulignait dans des conclusions motivées, la nécessité urgente d'améliorer ce lazaret et son fonctionnement sanitaire.

Qu'a-t on fait depuis ces protestations de personnes si autorisées? Rien.

D'autre part, n'est-il pas légitime, en principe, de réduire ce séjour dans le lazaret au temps strictement utile pour mettre la ville de Marseille à l'abri de tout danger de contamination.

Pour atteindre ce but, n'y a-t-il pas lieu de réorganiser le service médical sur des bases irréprochables?

Au lieu de faire peser sur un directeur unique la responsabilité d'une décision toujours grave, qui touche aux convenances très respectables des passagers aussi bien qu'aux intérêts mêmes de la ville à protéger, ne serait-il pas préférable de confier à trois personnes la mission délicate de se prononcer? Un chirurgien, un médecin et un bactériologiste, tous trois nommés au concours, ne devraient-ils pas, dans une grande ville comme Marseille, constituer un corps consultatif, arbitre des mesures à prendre?

Je ne veux pas, dans cette lettre que je veux écourter, vous exposer, jour par jour, heure par heure, les tribulations subies dans ce lazaret par le Prof^r Teissier et sa famille.

Je tiens à votre disposition le journal de son séjour, d'une véracité non douteuse, qui est particulièrement instructif et qui met en lumière les imperfections du service médical actuel.

Est-il admissible, dans notre civilisation moderne, au milieu des progrès si remarquables des sciences médicales, que la liberté individuelle soit à la merci d'une erreur de diagnostic ou d'une lenteur de diagnostic, fruits du mauvais vouloir ou de l'incompétence?

Dans l'aventure du Prof^r Teissier, six jours ont été nécessaires pour prendre une décision à l'occasion d'un passager atteint d'un abcès de l'aine dont l'origine et la nature étaient faciles à établir rapidement, alors même qu'on pouvait soupçonner un bubon pesteux.

Personne ne me contredira lorsque j'affirmerai que dans l'état actuel de la bactériologie il ne faut pas six jours pour poser un diognostic différentiel.

Pendant ces hésitations, le fils du Dr Teissier se mourait de la fièvre typhoïde dans un milieu où il était impossible de lui donner des soins, bains froids et le reste.

Je ne veux pas, Monsieur le Président du Conseil, vous adresser une question à la tribune, ni vous interpeller sur cette situation pitoyable du lazaret du Frioul et le contrôle sanitaire qui y fonctionne. Je suis de ceux qui n'aiment pas à abuser des instants précieux de la Chambre, alors que tant de projets de loi à discuter et à voter sont en souffrance. J'ai, d'autre part, une confiance absolue dans votre compétence comme médecin, puis dans votre sollicitude vigilante comme ministre de l'intérieur pour demander au Parlement les crédits nécessaires aux améliorations urgentes à apporter dans un service important.

Le Parlement, à son tour, ne pourra se dérober à une obligation qui lui est imposée par la prévoyance hygiénique la plus élémentaire, autant que par des sentiments humanitaires auxquels personne ne peut rester indifférent.

Ce n'est pas d'ailleurs au lendemain de la mise en vigueur de la loi sur la protection de la santé publique, qui impose aux communes et aux départements de si lourdes responsabilités et de si graves devoirs, que l'État doit hésiter à prendre souci de la vie des citoyens dans la sphère de ses propres attributions. A cet égard, les passagers qui séjournent au lazaret du Frioul sont aussi dignes d'être protégés que les habitants de Marseille.

Veuillez agréer, etc.

Dr P. CAZENEUVE,

professeur à la Faculté de médecine de Lyon,
député de Lyon,
président du Conseil général du Rhône.

II

Rapport présenté par M. Henri Monod

Naples, le 25 avril 1903.

Monsieur le Président,

Au mois de janvier dernier, trente-quatre passagers du navire anglais *Oroya* ont été retenus en observation au lazaret du Frioul : au nombre de ces passagers se trouvaient M. le Prof^r Teissier et quatre membres de sa famille, parmi lesquels son fils aîné qui, déjà malade au moment du débarquement, est mort peu de temps après son retour à Lyon. M. le Prof^r Cazeneuve, député du Rhône, vous a adressé une lettre dans laquelle il vous transmet les doléances de M. Teissier contre, d'une part la décision qui a ordonné la mise en observation des passagers de l'*Oroya*, d'autre part l'installation et le fonctionnement du lazaret du Frioul. Les plaintes de M. Teissier ne pouvaient manquer d'être examinées avec une scrupuleuse attention par votre administration. L'autorité qui s'attache à la situation scientifique du plaignant, le respect que commande son caractère personnel, la sympathie qu'inspire le grand malheur qui l'a frappé, la précision de quelques-unes de ses critiques, le désir de profiter de toute occasion pour mieux connaître et pour améliorer la marche des services sanitaires, tout se réunissait pour que la lettre de l'honorable député de Lyon fût l'objet d'un examen particulièrement attentif. Tel a été votre sentiment, Monsieur le Président, et c'est pourquoi vous avez bien voulu, sur ma proposition, me charger de procéder à une enquête sur place.

J'ai fait cette enquête avec le concours de M. le Dr Faivre, inspecteur des services de la Santé dans les ports, et j'ai l'honneur de vous en faire connaître les résultats.

L'enquête a porté sur les deux points suivants :

1° Les passagers de l'*Oroya* ont-ils été retenus au lazaret sans nécessité et par conséquent en violation des règlements sanitaires?

2° Ont-ils été placés dans les conditions matérielles absolument défectueuses signalées par M. le Prof' Teissier?

1° OBSERVATION IMPOSÉE AUX PASSAGERS

Le vapeur anglais *Oroya* venant d'Australie, après escale à Port-Saïd, est arrivé au Frioul le 10 janvier au matin avec 178 passagers. Le navire s'était arrêté à Naples, où il s'était vu refuser la libre pratique parce qu'un chauffeur indien présentait depuis le 5 des symptômes suspects de peste. Au Frioul le malade fut examiné par M. le D' Catelan, directeur de la Santé, M. le D' Galetti qui remplit les fonctions de médecin en chef du lazaret, et M. le D' Gauthier, médecin de la Santé et bactériologiste du service sanitaire, qui a traité au Frioul un certain nombre de pesteux et a été lui-même atteint de la peste en 1900. C'est dire que cet examen clinique a été effectué avec le soin et la compétence désirables. Il n'a pas donné cependant des résultats concluants, non plus que l'examen bactériologique extemporané. M. le D' Gauthier se mit alors en mesure de procéder à des recherches plus complètes (cultures et inoculations à des animaux) qui nécessitaient un assez long délai. Cependant il fallait prendre une décision à l'égard du navire, du malade et des passagers à destination de Marseille. La présence de ce cas suspect de peste plaçait, sans contestation possible, l'*Oroya* dans la catégorie des navires dits « infectés » (article 56 du règlement général de police sanitaire maritime), mais, comme l'article 65 autorise le débarquement des passagers qui en font la demande, « à condition qu'ils se soumettent aux mesures prescrites pour les navires infectés », le directeur de la Santé permit à ceux des voyageurs qui le désiraient de descendre au Frioul. 34 passagers profitèrent de cette faculté, dont 18 de 1re classe et 16 de 3°. Le navire repartit à destination de Plymouth et Londres, emmenant son malade et les 144 passagers qui préférèrent rester à bord.

M. le Prof' Teissier a exprimé cette opinion (1) que le chauffeur de l'*Oroya* n'était pas atteint de peste, mais seulement d'une adénite vulgaire absolument insuffisante pour justifier les mesures prises à

---

(1) Lettre de M. le Prof' TEISSIER à M. le Prof' CAZENEUVE en date du 12 mars 1903. — *Bulletin médical*, n° du 28 février 1903.

l'égard du navire et des passagers. En admettant que cela fût,
il n'en resterait pas moins à établir qu'au moment de l'arrivée à
Marseille le diagnostic d'adénite vulgaire s'imposait et que l'hypo-
thèse de peste ne pouvait pas être admise. Or, j'ai dit plus haut que
le malade avait été examiné au Frioul par trois médecins dont la
compétence ne saurait être discutée ; deux d'entre eux avaient eu déjà
l'occasion d'observer et de traiter des cas de peste. Sur l'*Oroya*,
le malade avait été également vu par le médecin du bord et celui-
ci avait même prié M. le Dr Teissier de vouloir bien lui prêter le
concours de ses lumières. Semblable demande fut adressée à
M. Teissier par les médecins du Frioul et, chaque fois, M. Teissier se refusa à visiter le chauffeur, alléguant qu'il ne voulait pas
risquer de contagionner les membres de sa famille. M. Teissier
serait évidemment mieux qualifié pour contester la nature de la
maladie s'il avait consenti à voir le malade. Il semble aussi que
l'objection qu'il opposa à cette visite prouve que lui-même n'était
pas convaincu que le cas fût inoffensif.

Le navire, avant de venir au Frioul, s'était donc présenté à
Naples, où il n'avait pas été admis. On savait à Marseille que
l'*Oroya* n'avait pas eu la libre pratique en Italie ; on s'y préoccupait
déjà des conditions dans lesquelles ce navire se présenterait et il
eût fallu une démonstration scientifique indiscutable pour que le
service de la Santé ne considérât pas comme *suspect* le malade qui
se trouvait à bord.

Cependant M. le Dr Gauthier poursuivait ses recherches bacté-
riologiques. Le 14 janvier, il en transmettait à son chef le résultat
négatif ; mais il se refusait à déclarer qu'il ne s'agissait pas de peste.
M. Catelan en informait votre département, auquel il communiquait
en même temps une dépêche reçue la veille de Gibraltar et indi-
quant que, lors du passage de l'*Oroya* en vue de ce port, l'état du
chauffeur ne s'était pas aggravé et qu'il n'avait pas été constaté à
bord de nouveau cas.

D'après ces renseignements, votre administration estima, sur
l'avis de M. le Prof^r Proust, inspecteur général des services sanitaires, qu'il y avait lieu de donner la libre pratique aux passagers
retenus au Frioul. Le télégramme adressé à M. le Dr Catelan le 14,
à 7 h. 40 du soir, fut transmis par lui au lazaret le lendemain à
la première heure et communiqué aux quarantenaires par les soins
de M. le Dr Galetti.

M. le Prof^r Teissier, auquel le personnel sanitaire n'a cessé de témoigner les plus grands égards, en fut averti le premier, mais les dispositions qu'il dut prendre pour assurer le transport à Lyon de son fils ne lui permirent pas de profiter dès le 15 de l'autorisation donnée et il prolongea jusqu'au 16 au matin son séjour au Frioul. M. le directeur de la Santé m'a déclaré que, désireux d'éviter au jeune malade un transport qui lui semblait pouvoir être dangereux, il comptait offrir à M. le Prof^r Teissier de s'installer dans l'appartement réservé aux inspecteurs (pavillon de l'administration), mais que la surexcitation de M. Teissier et le langage qu'il lui tint en présence de ses subordonnés furent tels qu'il ne pût pas même en faire la proposition.

Je conclus, en ce qui concerne l'observation imposée aux passagers de l'*Oroya*, que les règlements sanitaires ont été rigoureusement observés par la direction de la Santé de Marseille, à laquelle on ne saurait adresser à cet égard la moindre critique. Elle aurait encouru un blâme sévère si elle eût agi autrement qu'elle n'a fait.

2° CONDITIONS DANS LESQUELLES LES PASSAGERS DE « L'OROYA » ONT ÉTÉ PLACÉS AU FRIOUL.

Dans la lettre qu'il vous a adressée le 20 mars dernier, M. le Prof^r Cazeneuve, député du Rhône, s'exprime ainsi :

L'organisation matérielle du Frioul est tellement défectueuse que je ne crains pas de déclarer qu'elle est une véritable honte pour notre France civilisée. Que constatons-nous en effet ? Je laisse la parole à mon honorable collègue de la Faculté de médecine de Lyon, le Prof^r Teissier.

« Le Frioul, établissement d'observation où sont retenus les passagers susceptibles de tomber malades, puisqu'ils sont censés être en période d'incubation, n'est nullement agencé pour recevoir des hôtes de ce genre. La garde en est confiée à un vieux ménage, chargé d'ouvrir, de temps à autre, les fenêtres et d'aérer les bâtiments. Mais il n'y a aucun personnel. C'est la vieille gardienne qui est censée faire les lits. En réalité, les chambres ne sont jamais faites. J'affirme que, pendant six jours que nous sommes restés au Frioul, nos chambres n'ont pas été faites une seule fois. J'ai vu nos co-passagers étrangers porter leurs malles et cirer leurs bottes. Les lits ne sont pas sortables avec des matelas plus courts que les sommiers et des draps grossiers qui ne recouvrent pas le lit. Dans la chambre figure une table juste assez grande pour recevoir une petite cuvette. »

J'ai examiné sur place et sans aucune idée préconçue la valeur de chacune de ces critiques.

Il existe au lazaret du Frioul cinq pavillons destinés au logement des passagers, dont trois pour la 1re classe contenant ensemble 105 lits, et deux pour les 2e et 3e classes contenant chacun 100 lits. Les 18 passagers de 1re classe de l'*Oroya* ont été placés dans le pavillon dit « des services généraux » contenant 24 lits et au rez-de-chaussée duquel se trouve le restaurant. Les passagers avaient ainsi la facilité de prendre leurs repas sans sortir.

A l'entretien de chacun des pavillons (et non du lazaret entier comme le croit M. Teissier) est affecté un garde secondé par sa femme. Il y avait donc deux personnes, âgées à la vérité, mais cependant actives, pour le service des 18 passagers de 1re classe. Minutieusement interrogés par moi, ces gens m'ont affirmé que chaque jour ils avaient fait toutes les chambres et tous les lits. La gardienne, petite arlésienne extrêmement propre, très dégourdie, s'est montrée émue jusqu'aux larmes lorsque je lui ai lu la déclaration de M. Teissier affirmant que jamais les chambres n'ont été faites. Elle affirme, elle, qu'elle les a faites chaque jour avec un soin particulier ; que le « pauvre jeune homme » lui a montré comment il désirait que le sien fût fait ; qu'elle a eu les meilleurs rapports avec cette famille. Voilà deux affirmations absolument contraires, et il faut choisir entre elles. J'ai tenu à m'assurer que cette femme sait faire un lit et ai constaté qu'elle s'y prend d'une façon convenable. J'ai consulté le médecin chef du lazaret, M. le Dr Galetti, qui était présent à mon enquête et auquel M. Teissier rend le meilleur témoignage ; M. Galetti ne doute pas que la gardienne dise la vérité. Il n'avait reçu aucune plainte au sujet de l'entretien des chambres. Comment supposer que si les chambres n'avaient pas été faites, les 18 passagers de 1re classe eussent supporté la chose en silence ? Ou comment admettre que les gardiens, auxquels la famille Teissier avait été spécialement recommandée, qui voyaient les égards exceptionnels dont elle était l'objet et que justifiaient à la fois la situation personnelle de M. Teissier et la maladie de son fils, eussent manqué pour eux seuls aux devoirs qu'ils accomplissaient chaque jour pour les autres ? Un dernier trait paraît décisif « quand ils sont partis, nous dit la vieille gardienne, M. et Mme Teissier m'ont bien récompensée.» Ceci témoigne de la générosité de M. Teissier, mais qui croira qu'il ait donné un large pourboire à la femme qui, uniquement chargée de faire les chambres, ne les aurait pas faites une seule fois ?

Force est de penser que les souvenirs de M. Teissier, obscurcis par la douleur, ne lui représentent pas, en cette circonstance, les faits dans leur exactitude.

M. Teissier a vu ses co-passagers porter leurs malles et cirer leurs bottes. Il devrait dire : j'ai vu *un* passager porter sa malle et cirer ses bottes. Ainsi réduite, l'allégation de M. Teissier est confirmée par M. le Dr Galetti. Il est vrai qu'un passager anglais, M. M**** a ciré lui-même ses chaussures. M. Galetti s'en est aperçu le dernier jour et lui a exprimé son regret qu'il n'eût pas cru devoir s'adresser pour cela aux gardiens. Au moment du départ, le même passager a porté sa valise du pavillon au bateau sans attendre le garde, mais il l'a fait, a ajouté M. Galetti, « en manière de plaisanterie, affectant même de la mettre sur son épaule . » De ces deux menus faits est-il légitime de tirer les conclusions générales que tire M. Teissier ?

Celui-ci déclare encore que les draps ne recouvrent pas les lits. Les lits ont 1 m. 90 de long et 1 mètre de large ; les draps, que j'ai mesurés, ont 3 mètres de long sur 2 mètres de large. Il est donc inexact de dire qu'ils ne recouvrent pas le lit. Je reconnais cependant que le confort des voyageurs gagnerait à ce qu'ils fussent un peu plus longs et j'ai recommandé que, lors des futurs achats pour les logements de 1re classe, on achetât des draps d'une longueur de 3 m. 50.

Le mobilier des chambres semble insuffisant à M. Teissier. Le mobilier est uniforme pour toutes les chambres, fixé par un règlement qu'a approuvé le ministre de l'intérieur. Il est certainement très simple. Peut-être l'est-il trop, surtout pour les passagers de 1re classe.

Je vous proposerai, monsieur le ministre, de modifier sur ce point le règlement actuel, et d'ajouter au mobilier des chambres de 1re classe une armoire et un lavabo en marbre. Si vous voulez bien approuver ma proposition, l'intervention de M. Teissier aura eu le résultat utile d'attirer l'attention sur ce point et d'avoir ainsi provoqué une amélioration dont profiteront les voyageurs futurs. Ceux-ci, et l'administration elle-même, lui en seront reconnaissants.

Depuis ma visite au Frioul, j'ai visité le lazaret de Poveglia, à Venise, l'un des deux lazarets de l'Italie. J'ai constaté que l'ameublement des chambres de 1re classe est encore plus simplifié que celui des chambres du Frioul.

L'éclairage, continue M. le Prof^r Teissier, est inconnu au Frioul. Quant au chauffage, il est impraticable. Par le vent du nord les cheminées refoulent affreusement ; il y a donc impossibilité d'allumer du feu. Dans les chambres sans cheminée, ce qui est le cas de notre dortoir à quatre lits, le froid était tel que c'est à peine si nous avons pu obtenir 7° pendant la nuit, même avec deux poêles à pétrole. Et les deux dernières nuits de notre séjour, j'ai dû veiller debout mon enfant dans de telles conditions.

Quant au pauvre malade, son lit était à droite d'une porte fermant sur lui, et, chaque fois qu'on l'ouvrait, il était glacé. Grâce à l'obligeance du Dr Galetti, directeur du lazaret, j'ai pu le défendre un peu du froid, les deux derniers jours, en faisant clouer des bourrelets et en disposant une couverture en paravent entre la porte et le lit. Mais chaque coup de mistral remplissait sa chambre de fumée. Il est impossible d'ailleurs, dans des locaux ouverts, de se défendre contre le vent, qui fait battre toutes les portes pendant la nuit et trouble tout repos.

L'éclairage n'est pas inconnu au Frioul puisque les salles du restaurant sont convenablement éclairées au moyen de lampes à pétrole et que chaque chambre est munie d'un chandelier de cuivre, les passagers, d'après le règlement en vigueur, devant se fournir eux-mêmes de bougies, lesquelles leur sont vendues au prix d'un tarif affiché. Mais ce système n'est pas d'accord avec les exigences des habitudes actuelles. J'ai donné des instructions pour que chacune des chambres affectées aux passagers de 1re classe renfermât désormais une lampe à pétrole, sans préjudice des bougies qui seraient fournies aux quarantenaires, à raison d'une bougie pour deux jours.

En ce qui concerne le chauffage, tout le monde sait quelles difficultés il présente à Marseille aux jours de mistral. Sur le rocher du Frioul il souffle parfois avec une violence telle qu'il devient en effet impossible d'entretenir du feu dans certaines pièces. J'ai invité le directeur de la Santé à faire étudier par l'architecte un projet en vue de fixer sur le haut des cheminées des coudes mobiles qui, sous l'impulsion même du vent se placeraient de telle sorte que le tirage ne fût plus contrarié. Mais je ne fonde pas grand espoir sur cet essai et j'ai bien peur que ces coudes soient assez vite emportés par quelque rafale. S'ils résistent, l'eau de la mer n'en altérera-t-elle pas très vite le fonctionnement ? Nul n'ignore que l'on se défend malaisément du froid dans le midi. Heureusement il y est rare. C'est une fatalité bien déplorable qu'il ait été aussi vif et le vent aussi violent pendant que M. Teissier fils était malade au

Frioul, mais il est injuste d'en rendre le service sanitaire responsable. Il me paraît, d'après les renseignements que j'ai recueillis, que celui-ci a fait ce qui dépendait de lui pour atténuer le mal.

On avait laissé à M. Tessier le choix de son appartement. La chambre qu'il choisit était une vaste pièce à quatre lits, une des deux (sur 18) qui n'ont pas de cheminée. Pour chauffer ces pièces et celle où la cheminée fonctionnait mal en raison du vent, on fit immédiatement venir de Marseille des poêles à pétrole et, dit M. Teissier, on en mit deux dans sa chambre. On ne pouvait guère faire mieux. Les efforts du personnel pour préserver le malade sont ainsi attestés par M. Teissier lui-même.

Au point de vue de l'alimentation, dit M. Teissier, on est livré à la merci du tenancier du restaurant, qui n'a guère que des conserves défraîchies et des eaux minérales vieillies. (Les plus fraîches datent de la quarantaine du *Sénégal* !) Il n'y a pas d'eau potable; on n'a que de l'eau de citerne, amenée de Marseille le plus souvent. Le restaurateur possède un filtre démodé et suspect. L'administration n'a pas de filtre offrant toute garantie pour le service courant.

J'ai visité avec soin le restaurant, inspectant les armoires et les offices où sont placées les provisions. Il est certain que le restaurant devient insuffisant lorsque le lazaret est occupé par un grand nombre de passagers; cette insuffisance a été spécialement signalée en 1902 à propos de l'affaire du *Sénégal*, et il y aura une importante réforme à faire sur ce point. Mais, pour les 34 quarantenaires de l'*Oroya*, notamment pour les 18 passagers de 1re classe, le restaurant a fonctionné d'une façon convenable.

C'est dans l'après-midi du 10 que leur débarquement fut décidé; à 7 h. 1/4 le dîner était servi. Le restaurateur s'était rendu à Marseille à bord d'un remorqueur mis à sa disposition et en avait ramené un cuisinier et des aides, en même temps qu'il rapportait les provisions nécessaires.

Voici les menus que j'ai retrouvés; les autres étaient à l'avenant, ayant été, comme l'indique le règlement, présentés matin et soir à l'approbation du médecin chef du lazaret.

DÉJEUNER DU 11 JANVIER	DÉJEUNER DU 14 JANVIER
Hors-d'œuvre variés.	Hors-d'œuvre variés.
Œufs à la Béchamelle.	Œufs brouillés aux champignons.
Navarin à la bourgeoise.	Foie de veau à l'anglaise.
Cotelettes au cresson.	Rosbif aux pommes rissolées.
Desserts assortis.	Desserts assortis.

DÉJEUNER DU 15 JANVIER	DINER DU 15 JANVIER
Hors-d'œuvre variés.	Consommé de volaille royale.
Omelette fines herbes.	Volaille gros sel.
Veau sauté aux petits pois.	Petits pois au jambon.
Gigot de mouton rôti.	Longes de mouton rôties.
Desserts assortis.	Soufflé chocolat.
	Desserts assortis.

Est-il juste d'insinuer, comme le fait M. le Prof^r Teissier, que ses compagnons et lui n'ont été nourris que de conserves défraîchies?

Aucune plainte n'a été élevée contre la nourriture par les autres passagers : j'ai même trouvé sur le livre du restaurateur une appréciation élogieuse de cette nourriture, signée par un passager, M. M***, ce même M. M*** qui cirait ses bottes et portait sa valise.

Quelques-unes des bouteilles d'eaux minérales qui se trouvaient au Frioul dataient de la quarantaine précédente. Qu'y a-t-il là de surprenant? Quand M. Teissier commande de l'eau minérale à ses malades, a-t-il le moyen de s'assurer depuis combien de temps la bouteille est dans les magasins du pharmacien? Il a exprimé le désir d'avoir de l'eau de Pougues-Saint-Léger; on en a immédiatement fait venir de Marseille. Depuis combien de temps était-elle à Marseille? Ni lui, ni nous, ne pouvons le savoir.

Il n'y a pas d'eau potable, dit encore M. Teissier; *on n'a que de l'eau de citerne amenée le plus souvent de Marseille*. Le rocher du Frioul n'offrant ni source, ni rivière on ne peut en effet y consommer que de l'eau de citerne; cette eau, recueillie sur les toitures des pavillons, n'est pas de qualité mauvaise et jamais, à la connaissance des médecins de la Santé, elle n'a occasionné d'indispositions. Les citernes sont couvertes et munies de pompes. Les passagers n'ont pas bu de l'eau apportée de Marseille, les citernes des pavillons ayant été plus que suffisantes. C'est pour les douches, les bains et le fonctionnement des appareils de désinfection qu'il a été parfois nécessaire de faire venir de l'eau, après épuisement de la citerne de Pomègues : il y a lieu d'espérer que les améliorations récentes apportées à cette citerne rendront désormais inutiles ces achats d'eau. Pas plus que dans les pavillons, l'eau pour les bains n'a fait défaut aux passagers de l'*Oroya*. Le premier jour, 18 personnes se sont baignées; le lendemain 11 bains ont été donnés et le troi-

sième jour le chiffre des demandes n'a pas excédé 6 ; le froid s'était
déjà fait sentir. Les deux derniers jours de l'isolement, les cabines
de bains ont été délaissées, ce qui est naturel, étant donné la
rigueur de la température.

Le filtre du restaurant est d'un modèle très usité à Marseille. Je
reconnais cependant qu'il peut prêter à la critique. J'ai donné des
ordres pour que des bougies Chamberland lui soient substituées.

Je continue l'énumération des griefs de M. Teissier : *il n'y a ni
chaise à porteurs, ni brancards pour transporter un passager ou
blessé. On ne peut compter sur aucun serviteur pour rendre quelques
services à un passager malade.*

Il est inexact de dire qu'il n'y a pas de brancard au Frioul.
Le brancard couvert qui sert au transport des malades aurait été
mis à la disposition de M. Teissier si celui-ci n'avait prévenu
M. le Dr Galetti que M. le médecin inspecteur Viry devait envoyer
au Frioul un brancard militaire. Ce brancard militaire n'a pas
même été utilisé. Voici dans quels termes M. le Dr Galetti, dans
un rapport en date du 8 mars 1903, explique le fait : « Si le
brancard de l'armée ne fut pas employé, c'est qu'ayant avisé dans
le couloir du pavillon une chaise longue que j'appris appartenir à
la famille Teissier, je suggérai à M. le Prof^r Teissier l'idée de s'en
servir aux lieu et place du brancard, sa construction permettant d'y
adapter une sorte de petite tente qui protégea efficacement le malade durant son transport du Frioul au bateau et du bateau à la
gare. »

Le personnel n'a pas fait défaut plus que le brancard. Il y avait
au Frioul 10 préposés ou gardes, sans parler des mariniers de la
chaloupe, qui auraient porté le malade du pavillon au bateau, si
M. Teissier ne se fût assuré le concours d'infirmiers militaires. Il
semble que ce soient les facilités mêmes qui lui ont été données
par l'autorité sanitaire qui ont fait supposer à M. Teissier que « l'on
ne peut compter au Frioul sur aucun serviteur pour rendre quelques
services à un passager malade. »

J'estime néanmoins qu'il serait possible de mettre un terme aux
plaintes, justes ou non, des voyageurs, aussi bien à celles qui
s'adressent au personnel servant, lequel étant si rarement utilisé
est fatalement assez médiocre, qu'à celles qui concernent l'alimentation. Le moyen serait que l'armement continuât pendant la période
d'observation à nourrir et à servir ses passagers ; ce serait parfai-

tement juste et mettrait fin à tous les embarras. C'est la solution qui a prévalu en Italie, à ce que m'a déclaré le *Medico-Provinciale* de la province de Venise, M. le Dr Guilio-Wolner. C'est celle que j'aurai l'honneur de vous proposer de soumettre à l'examen du Comité consultatif d'hygiène. Ici encore, si vous partagez mon opinion, l'action de M. le Prof^r Teissier aura été profitable.

Cette pénurie de ressources, ajoute M. Teissier, concerne le service de première classe. Pour les autres, il n'en faut pas parler : C'est la misère noire. Quant aux émigrés, ils sont entassés dans des hangars ouverts à tous les vents. Il est absolument inhumain cependant d'abriter ainsi de pauvres gens. L'habitude de la misère n'est pas une excuse pour leur infliger un traitement aussi sommaire.

En raison de la rigueur de la température, M. le directeur de la Santé a fait installer dans le pavillon de la seconde classe les 16 passagers de 3e classe ; à l'un d'entre eux, presque sans ressources, on n'a rien réclamé pour sa nourriture. Il n'y avait pas d'émigrants à bord de l'*Oroya*. Ceux qui viennent de Syrie, et que les règlements obligent à subir au Frioul la visite médicale et des mesures de désinfection, disposent à cet effet de locaux spéciaux bien clos et bien chauffés, aménagés dans le grand hangar de Pomègues. En cas de quarantaine, les passagers de cette catégorie seraient logés dans les hangars de Ratoneau qui sont parfaitement fermés. Sur ce point encore les censures de M. Teissier sont empreintes d'une si forte exagération qu'il est véritablement impossible d'en rien retenir.

J'ai étudié un par un les griefs de M. le Prof^r Teissier et montré sur quels points, très limités, il semble juste d'en tenir compte. J'ajoute cette observation générale que, de tous les passagers de l'*Oroya*, il a été le seul à se plaindre.

Plusieurs des autres, en quittant le Frioul, ont témoigné leur satisfaction de la manière dont ils avaient été traités.

En résumé, le lazaret du Frioul présente, à côté d'avantages de premier ordre et auxquels les plus hautes autorités françaises et étrangères ont rendu justice, des défectuosités de détails résultant de son inutilisation habituelle et surtout de l'insuffisance des crédits affectés à son entretien et à son fonctionnement. Ces défectuosités, vivement ressenties par certains passagers que leur détention forcée rend plus irritables, entretiennent au sujet de nos lazarets cette opinion erronée que le service sanitaire français est inférieur à sa tâche. Les faits protestent contre une telle insinuation. Depuis 1896 la peste sévit aux Indes; elle s'est répandue dans les cinq parties du monde; le Portugal, l'Italie, l'Angleterre, pays voisins du nôtre, ont été atteints par cette affection; dans la seule année 1901, 16 navires infectés se sont présentés au Frioul et ont débarqué au lazaret 27 pesteux. Le service de la Santé a jusqu'ici réussi à arrêter la maladie aux portes de Marseille. et cette grande ville, non plus que le reste du territoire français, n'a eu à en souffrir ni dans son état sanitaire ni dans son commerce. Après tout, comme le faisait remarquer un journal de Marseille, *Le Petit Provençal*, en annonçant l'enquête dont vous m'aviez chargé, c'est là ce qui importe à la population de Marseille comme à celle de la France. Au regard de ce résultat, dont le service de la Santé peut à bon droit se montrer fier, les incommodités d'installation apparaissent comme d'importance secondaire. Votre administration, Monsieur le Président, n'en est pas moins désireuse de poursuivre l'amélioration de l'état de choses actuel, et elle le fera dans la mesure où le Parlement croira devoir lui en fournir les moyens.

Veuillez agréer, Monsieur le Président, l'assurance de mon respectueux dévouement.

Le conseiller d'État, directeur
de l'assistance et de l'hygiène publiques,
Henri MONOD.

www.ingramcontent.com/pod-product-compliance
Lightning Source LLC
LaVergne TN
LVHW021607170726
843501LV00010B/3903